Rauch-frei

von M. Rock

RAUCHEN IST DER

SICHERSTE WEG

IN DEN

TOD

<u>Welche Vorteile hat das Aufhören?</u>

Als erfahrener Raucher kennen Sie sicher bereits
die zahlreichen gesundheitlichen Schäden, die
Rauchen verursachen kann. Spätestens aber wenn
Sie einen Blick auf Ihre Zigarettenschachtel werfen,
finden Sie die zahlreichen Hinweise, welche
gesundheitlichen Schäden der Qualm anrichtet. In
manchen Ländern werden diese Warnhinweise
sogar noch mit schockierenden Bildern betont.

Deshalb möchte ich Ihnen gerne die Vorteile eines
rauchfreien Lebens näher bringen, da diese oft doch
überzeugender wirken als abschreckende
Warnungen von Lungenkrebs und Raucherbeinen.
Denn mittlerweile hat man herausgefunden, dass
sich schon wenige Stunden nach der letzten
gerauchten Zigarette wesentliche körperliche
Verbesserungen bemerkbar machen. Lesen Sie hier
ein paar Beispiele dazu:

Bereits 20 Minuten nach der letzten Zigarette
ist der Blutdruck gesunken und der
Herzschlag ebenso.

Nach weiteren 12 Stunden werden auch die
Blutwerte merklich besser. Im Laufe der
nächsten Wochen verbessern sich auch
schon Ihr Kreislauf und die Funktionen der
Lungen spürbar.

Wenn Sie dann noch ein weiteres Jahr
durchhalten, ist das Risiko für
Herzkrankheiten um 50 % niedriger
geworden.

Nach weiteren fünf bis zehn Jahren ist dann
auch die Gefahr für diverse Krebsarten in
Mund, Hals, Speiseröhre und natürlich Lunge
ebenfalls um die Hälfte gesunken.

Sie Riechen und Schmecken nach ca. 4
Wochen besser.

Aber das Rauchen zu stoppen, hat nicht nur gesundheitliche Vorteile. Auch andere Bereiche, die Sie als Raucher benachteiligen, sind davon betroffen. Oft scheint es für Sie vielleicht gar nicht so offensichtlich. Aber sowohl die Psyche, Finanzen und Ihr Äußeres werden negativ durch das Rauchen beeinflusst.

Sollten Sie das Rauchen schlussendlich aufgegeben haben, dann können sich auch psychische Entlastungen einstellen. Zum einen müssen Sie nicht mehr krampfhaft rauchen. Sprich also der Drang, sich jetzt und auf der Stelle eine Zigarette anzünden zu müssen. Viele Raucher empfinden eine Zigarette zwar als entspannend, jedoch merken sie oft nicht ihre Nervosität, wenn das Rauchen einmal nicht möglich oder kein Automat in Sicht ist. Das Verlangen, zum Beispiel auf langen Flügen zu rauchen, kann nämlich auch Stress verursachen, der nun wegfällt.

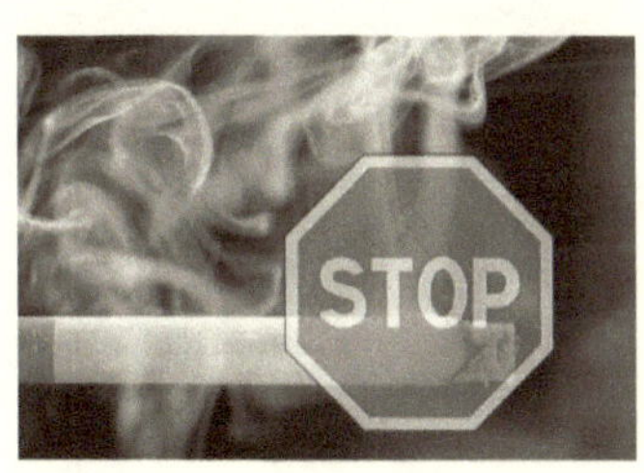

Auch finanziell gesehen, ist Rauchen durchaus kein billiges Hobby. Mit ca. 5,- bis 6,- Euro pro Schachtel, kann sich das bei einer Schachtel pro Tag schon mal auf monatliche Kosten zwischen 150,- und 190,- Euro belaufen. Jährlich können die Kosten für das Rauchen ungefähr 2.000,- Euro betragen. Was Sie also für Zigaretten jährlich ausgeben, könnte schon einmal ein netter Urlaub oder ein Kleinwagen sein. Um die Motivation für ein qualmfreies Leben also zu erhöhten, könnten Sie damit beginnen, sich zu notieren wie viel Sie pro Monat für das Rauchen ausgeben.

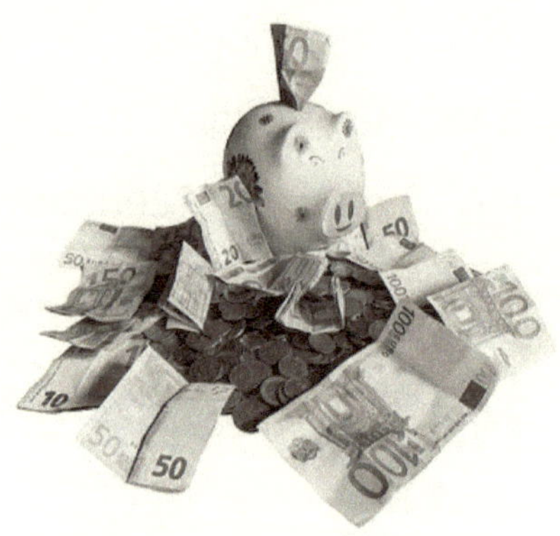

Auch äußerlich macht sich Rauchen bemerkbar. Nicht nur Ihre inneren Organe leiden dem unter ständigen Zigarettenkonsum, sondern auch Ihre Haut. Verfärbungen im Gesicht, an den Nägeln und Händen sind bei Rauchern keine Seltenheit. Außerdem sind auch starke Verfärbungen und Belag an den Zähnen negative Konsequenzen. Sollten Sie sich also dazu entscheiden, das Rauchen aufzugeben, wird sich das auch auf Ihr Äußeres positiv auswirken.

Nun, jetzt gibt es auch auf Seiten von Rauchern immer Gründe, warum man eben nicht damit aufhören soll oder kann. Darüber möchte ich gerne ein paar Worte verlieren und Ihnen zeigen, dass die Argumente für das Rauchen oft gar keine wirklichen Gründe sind.

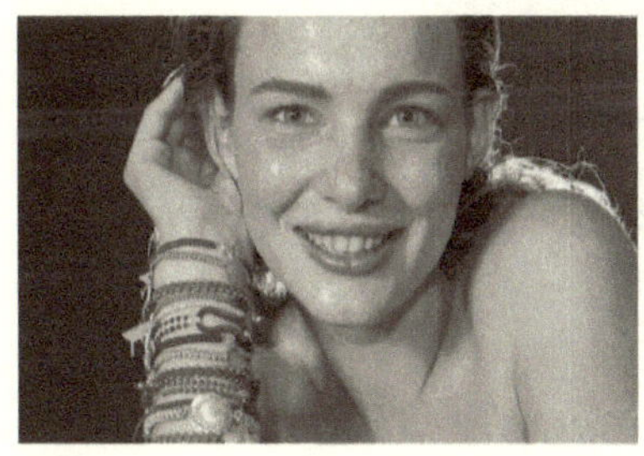

<u>Vermeintliche Gründe,</u>

<u>das Rauchen nicht</u>

<u>aufzuhören</u>

Viele Raucher beten einem gerne auch sehr kreative und manchmal auch nachvollziehbare Gründe vor, warum man das Rauchen nicht aufhören müsste und dass es ja gar nicht so schlimm sei. Hier finden Sie eine Auswahl an diesen „Gründen" und auch das Gegenargument, warum es eigentlich gar keine so wirklichen Gründe sind.

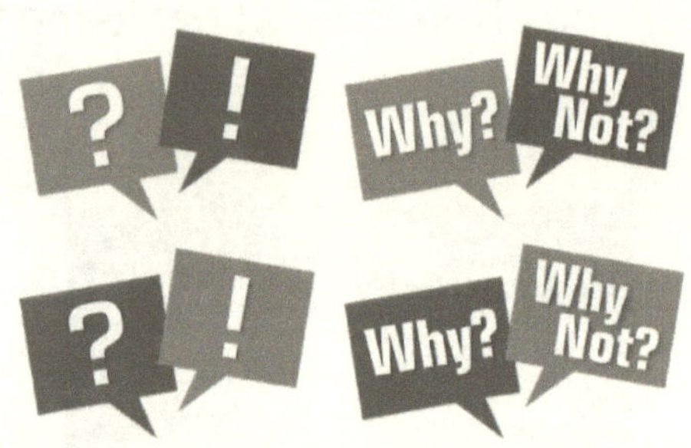

<u>**Grund Nr. 1:**</u>

<u>**Ich werde zunehmen das**</u>

<u>**ist auch nicht sehr gesund.**</u>

Viele Raucher, vor allem weibliche, haben Angst davor, an Gewicht zu zunehmen. Es ist auch so, dass viele Raucher nach dem Aufhören ein paar Kilos zulegen. Aber diese Zunahme hält sich mit zwei bis vier Kilo in Grenzen und dem kann man auch mit Sport, gesunder Ernährung recht effektiv entgegen treten. Das Problem beim Aufhören ist meistens, dass statt der Zigarette ein passender Ersatz gesucht wird, der vor allem Hände und Mund beschäftigt. Wenn aber das Rauchen durch andere Dinge ersetzt wird, wie zum Beispiel Kaugummi kauen oder körperliche Aktivität, kann auch eine Gewichtszunahme verhindert oder reduziert werden.

Auch die Annahme, dass leichtes Übergewicht
genau so schädlich wie Rauchen ist, ist falsch.
Schon einige Studien haben gezeigt, dass die
Gewichtszunahme wesentlicher gesünder ist, als
das Rauchen.

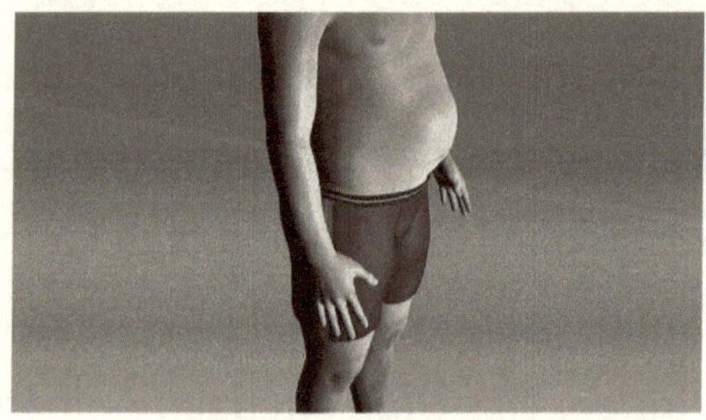

Das Rauchen schadet

ohnehin nur mir.

Auch diese Annahme, dass man persönlich als Raucher den Schaden davon trägt, kann so nicht unterschrieben werden. Denn auch der Passivrauch ist für Ihre Mitmenschen äußerst krebserregend und ungesund. Außerdem verursachen rauchende Mitarbeiter dem Arbeitgeber höhere Kosten als nichtrauchende. Diese Kosten belaufen sich schätzungsweise auf nicht ganz 6.000,- Euro zusätzlich.

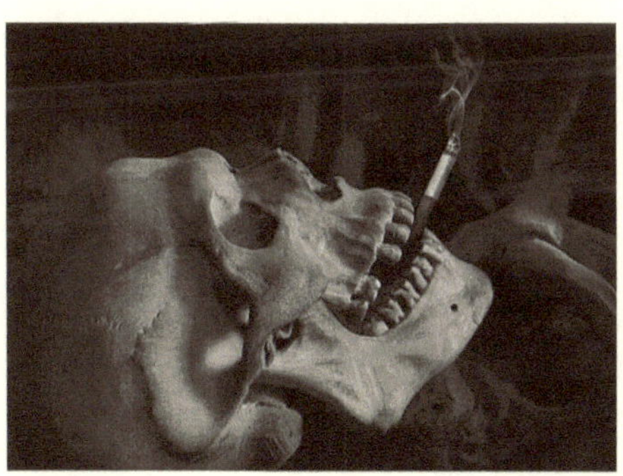

<u>Grund Nr. 3:</u>

<u>Ich mache viel Sport</u>

<u>und ernähre mich so gesund,</u>

<u>dass sich das Rauchen ausgleicht.</u>

Obst, Gemüse und regelmäßige körperliche Betätigung mögen zwar gesund sein, zaubern können sie aber auch nicht. Wer seinen Körper täglich mit giftigen Stoffen bombardiert, kann das nur schwer mit Essen ausgleichen.

Außerdem wird auch jede Art von körperlicher Betätigung durch das Rauchen eingeschränkt, da das Lungenvolumen niedriger ist. Zudem verkleinert das Rauchen die Gefäße, was den Muskelaufbau verringert und diese auch schnell ermüden lässt.

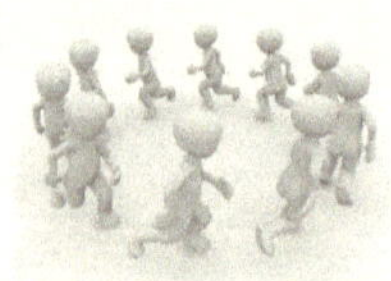

Grund Nr. 4:

Das Rauchen entspannt mich

und baut Stress ab.

Hier sollten Sie sich einmal fragen, wie viel Stress Sie oft haben, wenn Sie nach einem langen Flug verzweifelt den Raucherbereich suchen oder der Gedanke daran, bei einem Bier keine qualmen zu können. Außerdem verspüren Sie sicher auch Stress, wenn Sie nicht genug Zigaretten dabei oder kein Feuerzeug parat haben. Und auch für Ihren Körper ist das Rauchen alles andere als entspannend. Denn es setzt Adrenalin frei, erhöht den Blutdruck und die Herz- und Atemfrequenz. Eigentlich sind Sie also beim Rauchen nur entspannt, weil die Spannung davor durch einen niedrigen Nikotinspiegel erst aufgebaut wurde.

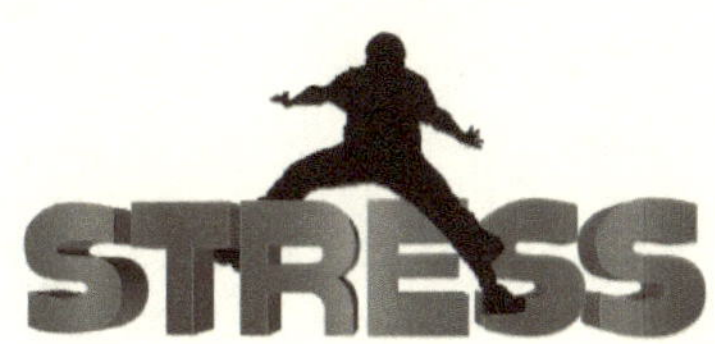

Grund Nr. 5:

Ohne Zigaretten kann

ich mich nicht so

gut konzentrieren.

Auch das ist nur ein Trugschluss des erhöhten
Adrenalins durch das Nikotin. Zwar setzt Rauchen
im ersten Moment Adrenalin frei und Sie haben eine
erhöhte Aufmerksamkeit, aber der Adrenalinspiegel
fällt auch schnell wieder ab und führt dazu, dass
Ihre Konzentration sogar schwächer wird. Schon
bald sind Ihre Gedanken dann sowieso schon
wieder bei der nächsten Zigarette.

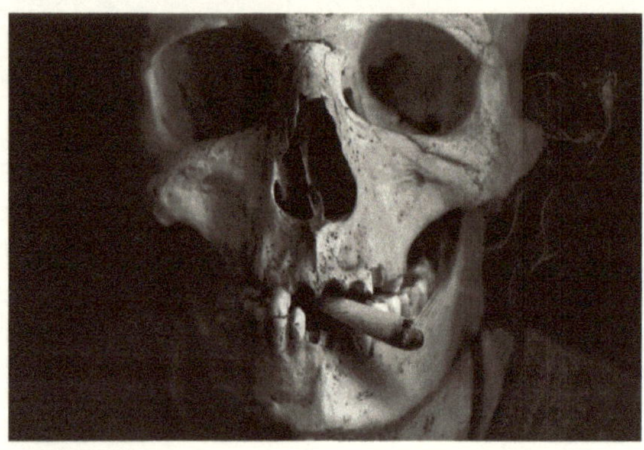

Grund Nr. 6:

Ich habe es schon einmal versucht und nicht geschafft.

Ich schaffe es sicherlich kein zweites Mal.

Zweifelsohne ist ein erster gescheiterter Versuch sicherlich schwer und die Motivation ist am Boden. Aber auch ein gescheiterter Versuch kann Ihnen dabei helfen, aufzuhören. Denn jetzt wissen Sie auch, was Sie beim Aufhören gehindert hat. Welche Situation hat Ihnen zu einem Rückfall „verholfen" und wie können Sie diese nun verhindern? Vielleicht war aber auch die Methode einfach ungeeignet und eine andere wäre vielleicht passender für Sie gewesen.

Grund Nr. 7:

Mein Opa hat auch jahrelang geraucht und ist 85 geworden.

Das kommt natürlich vor, sagt aber sehr wenig über die Lebensqualität Ihres Opas aus. Denn auch wenn Sie Nichtraucher werden, können Sie ihr Leben genießen und leben dabei auch noch länger. Denn nicht nur, dass Nichtraucher länger leben, Ihre Lebensqualität ist nachweislich sogar besser. Rauchende Menschen büßen im Alter eher an Lebensqualität ein.

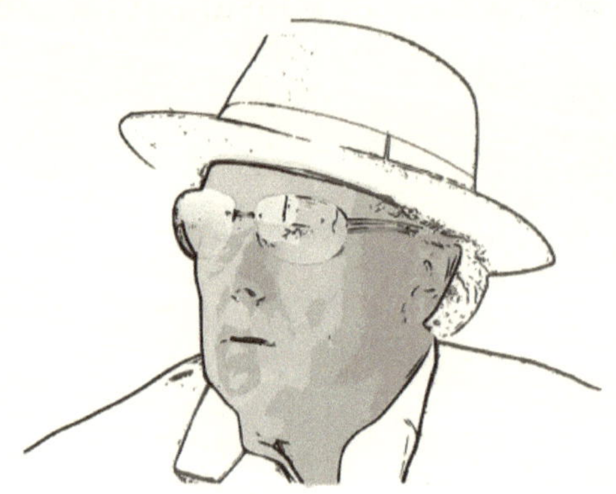

Grund Nr. 8:

So lange wie ich schon rauche,

macht das Aufhören jetzt

auch keinen Unterschied mehr.

Auch hier kann dagegen geredet werden. Selbst wenn Sie erst mit 50 oder 60 Jahren das Rauchen aufhören, wird das Risiko für rauchtypische Erkrankungen gemildert. Wie im vorherigen Kapitel erwähnt, stellen sich schon nach wenigen Wochen erste gesundheitliche Verbesserungen ein.

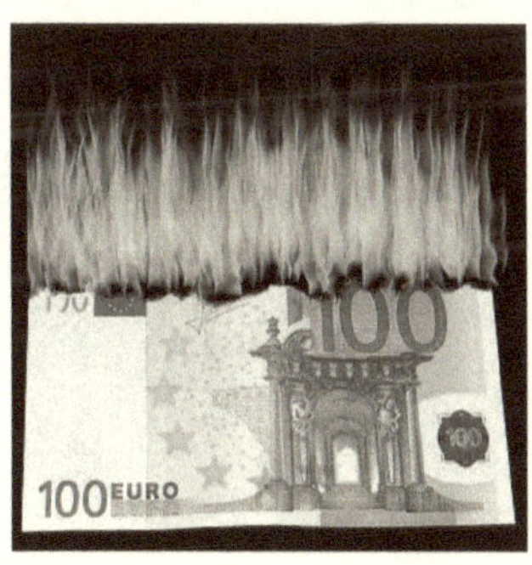

<u>Welche Arten gibt es,</u>

<u>um das Rauchen aufzuhören?</u>

Es gibt diverse Arten, mit dem Rauchen aufzuhören. Die allerwichtigste Grundlage ist jedoch, dass Sie es wollen. Der Wille muss vorhanden sein, sei es aufgrund gesundheitlicher Probleme oder persönlichem Interesse.

Es gibt mittlerweile zahlreiche Methoden und Strategien, das Laster zu stoppen. Je nach Persönlichkeit sind diese Methoden mal effektiv mal weniger effektiv. Zuerst sollten Sie sich Gedanken machen, ob Sie das Rauchen radikal von einem Tag auf den anderen beenden oder eine schrittweise Entwöhnung eher machbar ist. Ersteres ist erfahrungsgemäß erfolgreicher, aber es hängt natürlich immer von der jeweiligen Person ab.

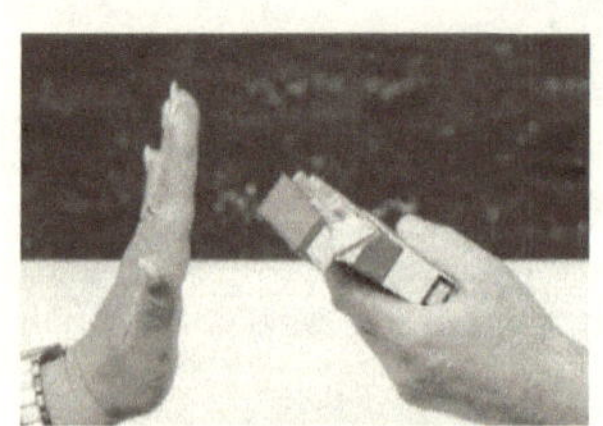

Bei der radikalen Variante, sollte ein festgesetzter Tag X bestimmt werden, der erste Tag als Nichtraucher sozusagen. Aber auch bei der langsamen Entwöhnung kann ein Plan aufgestellt werden. Zum Beispiel können Sie sich ein Tageslimit an Zigaretten setzten.

Zudem gibt es auch eine Vielzahl an Betreuungsangeboten und Entwöhnungsprogrammen, die Ihnen das Aufhören erleichtern. Zum einen sind Verhaltenstherapien oder Sitzungen in Gruppen eine hilfreiche Variante, um der Sucht den Kampf anzusagen. Zum anderen können aber auch medikamentöse Hilfsmittel den Entwöhnungsprozess unterstützen.

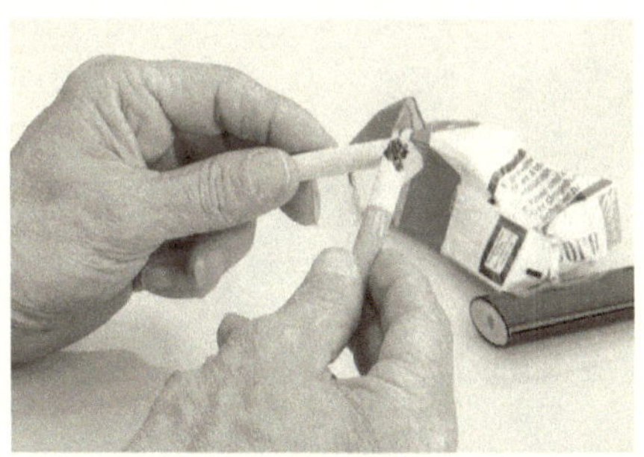

Verhaltenstherapien

Bei der Verhaltenstherapie, geht es, wie schon der
Name sagt, darum, das Rauchverhalten zu ändern.
Sprich, diese Methoden bauen auf der Annahme
auf, dass Sie das Rauchen einmal „gelernt" haben
und jetzt wieder „verlernen" sollen. Oder indem Sie
auch Gewohnheiten, wie zum Beispiel Rauchen
beim Autofahren oder die geliebte Zigarette nach
dem Essen wieder neu erlernen und zwar ohne dem
Rauchen. So wie nämlich Kinder unter 12 Jahren
Rauchen von Haus aus abstoßend finden, lernen
sie doch, es später zu mögen.

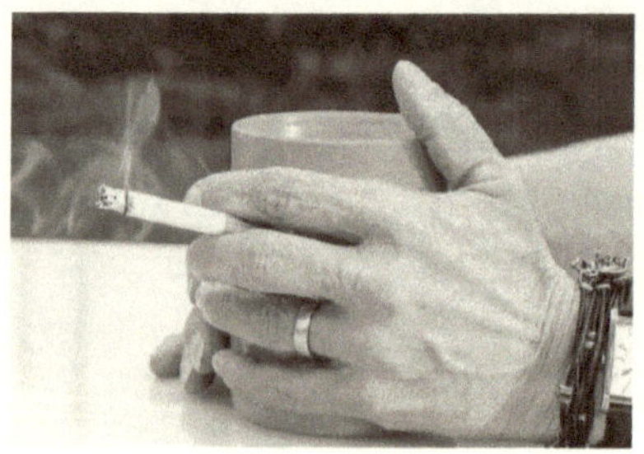

Eine Methode dieser Verhaltenstherapie kann beispielsweise das Modelllernen sein. Hierbei versuchen Personen das Verhalten anderer nachzuahmen. Jugendliche beispielsweise wollen gerne dazugehören und nehmen sich meistens andere Jugendliche oder Teeniestars zum Vorbild. Ihr Verhalten wird also gerne imitiert. Und werden diese Verhaltensweise zum Beispiel mit Anerkennung, Akzeptanz und Zugehörigkeit belohnt, werden sie mit sehr großer Wahrscheinlichkeit auch wiederholt. So ist es auch mit dem Rauchen. Beginnt man in der Jugend zu rauchen, fühlt man sich erwachsener und cool. Außerdem erntet man Anerkennung bei anderen Jugendlichen. Und auch im späteren

Erwachsenenleben hat man durch das Rauchen vermeintliche soziale Erfolge. Raucher treten in einem neuen Job oder an der Uni leichter in Kontakt mit anderen und schließen schneller Freundschaft.

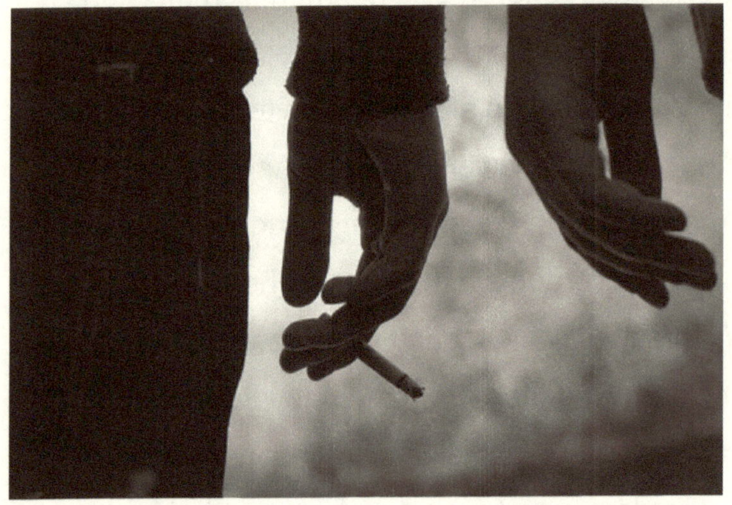

Auch bietet sich eine Zigarette immer gut als Pausenfüller an, um Stress abzubauen. Nach einer gewissen Zeit verbindet man so viele positive Gefühle und Konsequenzen durch Zigaretten, dass man dabei von einer positiven Verstärkung des Rauchens spricht. Diese Verstärkung brennt sich in unser Verhalten so stark ein, dass wir uns von solchem Verhalten erst bewusst machen müssen, um uns wieder davon entwöhnen zu können. Man muss also sozusagen Gewohnheiten wieder verlernen und neu lernen.

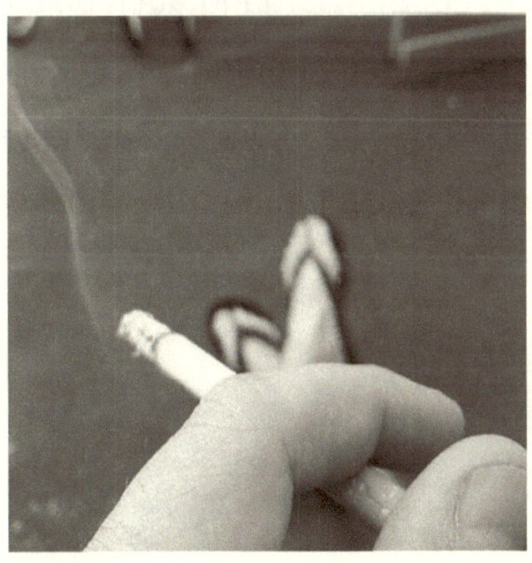

Wenn Sie sich also für eine Verhaltenstherapie
entscheiden sollten, ist ein erster Schritt meistens,
sich zu fragen, wie das persönliche Rauchverhalten
denn so aussieht. Wann rauchen Sie eine Zigarette
und warum? Ist Rauchen für Sie bereits eine Art,
Stress zu bewältigen oder rauchen Sie aus
Langeweile? Der zweite Schritt besteht
überwiegend darin, dieses Verhalten, in dem Sie
unbedingt rauchen möchten, durch andere
Angewohnheiten zu ersetzen. Greifen Sie also
gerne nach dem Essen zur Zigarette, überlegen Sie
sich, ob nicht ein Spaziergang auch eine Alternative
wäre. Oder finden Sie andere Möglichkeiten, mit
Menschen in Kontakt zu kommen anstatt einen
Raucher um Feuer zu fragen. Aber auch andere

Umstände spielen dabei eine Rolle. Man muss sich
fragen, in welchen Situationen man eine Zigarette
rauchen will und wie man dies vermeiden kann.
Kommen Sie zum Beispiel in Versuchung, wenn Sie
in einem Café sitzen und andere Rauchen sehen?
Dann sollten Sie diese Situationen unbedingt
vermeiden.

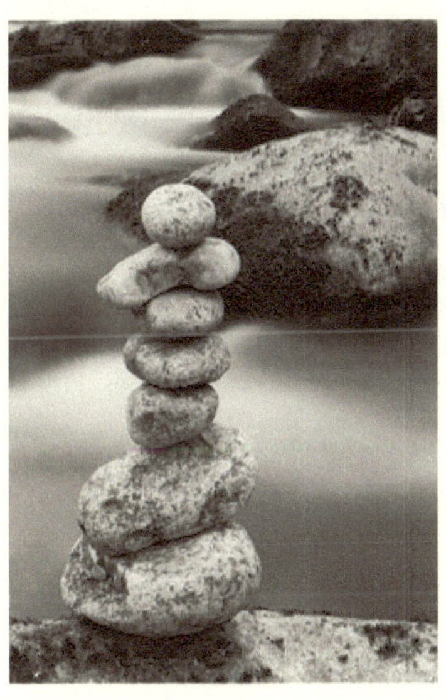

Abgesehen von Ihren Verhaltensmuster und Gewohnheiten, wird bei dieser Form der Therapie auch über Erwartungen, Vorstellungen und Bedeutung des Rauchens in Ihrem Leben gesprochen. Deshalb spricht man auch oft von kognitiven Verhaltenstherapien, wobei Kognitiv „das Denken betreffend" bedeutet.

Es gibt bereits wissenschaftliche Studien dazu, die belegen, dass kognitive Verhaltenstherapien sehr wirksam sein können. Das ist wahrscheinlich auch der Grund, warum ein Großteil der angebotenen Programme im deutschsprachigen Raum auf dieser Methode basiert.

Nikotinersatztherapie

Diese Therapie eignet sich vor allem für Raucher, die eine starke körperliche Abhängigkeit besitzen. Vielen Rauchern fällt es oft leichter, wenn die körperlichen Entzugserscheinungen sich während des Aufhörens in Grenzen halten. Mit einer Nikotinersatztherapie kann ein rauchfreies Leben also wesentlicher einfacher umgesetzt werden.

Dazu nimmt man sich am besten Nikotinersatzprodukte zur Hilfe, wie unter anderem Nikotinkaugummis- oder pflaster. Wie der Name schon sagt, ersetzen diese Produkte nun das Nikotin aus der Zigarette, tun dies aber viel langsamer als beim Rauchen. Und im Gegensatz zu den Glimmstängeln beinhalten sie auch keinen Teer, kein Kohlenmonoxid und auch keine anderen Substanzen, die stark krebserregend sind.

Auch dazu gibt es wissenschaftliche Studien, die den Erfolg von Nikotinersatztherapien belegen. Die Präparate erhöhen also die Erfolgschancen, sollten aber erst genommen werden, wenn man bereit ist, wirklich keine Zigarette mehr anzurühren. Und auch Nichtraucher sollten die Finger von diesen Produkten lassen. Generell sollten Sie die Packungsbeilage sorgfältig lesen und eventuelle Unsicherheiten mit Ihrem Hausarzt abklären.

Leiden Sie also unter einer starken körperlichen Abhängigkeit, können Nikotinersatzprodukte Abhilfe schaffen und Sie unterstützen, Ihr Entwöhnungsvorhaben zu erreichen. Es gibt mittlerweile schon eine Auswahl an Präparaten, die je nach persönlicher Vorliebe gewählt werden können.

<u>Nikotinpflaster:</u>

Das wohl gängigste und bekannteste Produkt ist
das Nikotinpflaster. Sie haben in ihrer Klebschicht
Nikotin enthalten, das sie permanent an die Haut
abgeben. Somit halten sie den Nikotinspiegel immer
auf gleichem Niveau. Es gibt sie in drei Stärken zu
kaufen, die entweder10, 20 oder 30 täglichen
Zigaretten pro Tag entsprechen. Wenn Sie also ein
Raucher sind, der regelmäßig raucht und an einer
starken Tabakabhängigkeit leidet, könnte das
Nikotinpflaster eine passende Hilfe für Sie sein.

<u>Der Nikotinkaugummi:</u>

Auch dieses Präparat gibt es in verschiedenen Stärken, nämlich in 2 mg und 4 mg Nikotin, zu kaufen. Der Kaugummi wird so lange gekaut, bis man eine Wirkung bemerkt. Demensprechend sollte ein Nikotinkaugummi auch sehr langsam gekaut werden. Wenn man also das Gefühl hat, es reicht, so sollten Sie den Kaugummi nicht mehr kauen. Er eignet sich sehr gut für eine geringe bis mittestarke Tabakabhängigkeit.

Wenn Sie also weniger als 15 Zigaretten pro Tag rauchen, könnte dies eine passende Lösung für sein. Aber auch wenn Sie starker Raucher sind, könnte der Kaugummi zumindest in besonders schwierigen Momenten benutzt werden.

Die Nikotinlutschtablette:

Dieses Präparat eignet sich auch gut für mittelstarke bis starke Raucher. Sie ist aber besonders für die Raucher geschaffen, die sehr unregelmäßig aber dafür stark rauchen. Hier wird beim Lutschen das Nikotin über die Mundschleimhaut aufgenommen. Beim Lutschen der Tablette wird für ca. 20 bis 30 Minuten das Nikotin freigesetzt. Es gibt sie auch wieder in unterschiedlichen Stärken zu kaufen. Sollten Sie starker Raucher sein, empfiehlt es sich zur 4 mg Tablette zu greifen. Sollten Sie eher mittelstarker Raucher sein, tut es auch die 2 mg Tablette.

<u>Das Nikotinspray:</u>

Sie können auch Nikotinersatzprodukte in Sprayform kaufen. Hierbei wird das Nikotin über die Nasenschleimhaut abgegeben. Dieses Präparat ist besonders für starke Raucher geeignet, denn das Nikotin wird nicht nur sehr schnell aufgenommen, sondern ist im Spray auch sehr hochdosiert. Genau deswegen ist sie auch für starke Raucher sehr gut, die mehr als 30 Zigaretten pro Tag rauchen. Aber das Nikotinspray wird ebenfalls Rauchern empfohlen, die unter einer starken Nikotinabhängigkeit leiden oder deren Verlangen nach der Zigarette sehr groß ist.

Da, wie bereits erwähnt, bei der Entwöhnung auch immer das Rauchverhalten bzw. dessen Änderung im Mittelpunkt stehen, sollte eine

Nikotinersatztherapie auch immer in Kombination mit anderen Therapieformen durchgeführt werden. Zweifelsohne bilden sie jedoch einen Rahmen, der die Entzugserscheinungen mildert, um das Aufhören leichter durchführen zu können. Auch einige Studien belegten die Effektivität von Entwöhnungsprogrammen, die mit Nikotinersatzprodukte kombiniert wurden.

Nicht nur Nikotinersatztherapien können Sie bei Ihrer Umstellung auf ein rauchfreies Leben unterstützen, sondern auch bestimmte Medikamente dienen als Hilfsmittel. Eines davon ist Buproprion.

Buproprion oder auch Zyban genannt, ist sehr wirksam, wenn es darum geht, das Rauchen aufzugeben. Jedoch muss auch erwähnt werden, dass die Einnahme nicht ganz ohne Nebenwirkungen ablaufen könnte. Darunter finden sich Schlaflosigkeit, Mundtrockenheit, Schwindel, Unruhe, Kopfschmerzen sowie

Konzentrationsstörungen oder Zittern. Es handelt sich außerdem um ein verschreibungspflichtiges Medikament und die Behandlung findet deshalb unter Aufsicht eines Arztes statt. Dieser muss auch erst feststellen, ob das Medikament auch geeignet ist.

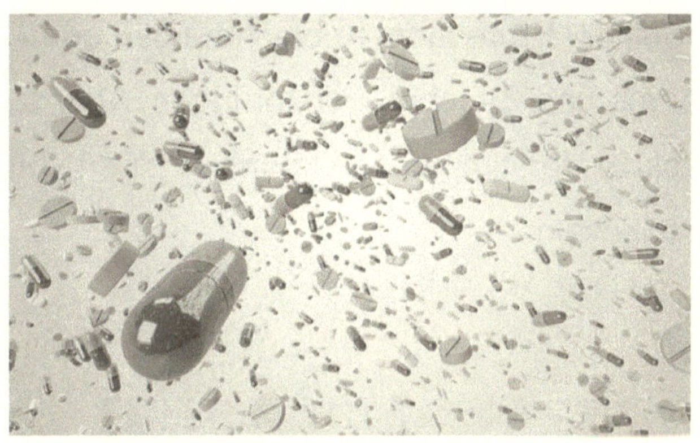

Ein weiteres wirksames Medikament ist der
Wirkstoff Vareniclin, auch als Champix bekannt. Er
soll Entzugserscheinungen und das Verlangen nach
einer Zigarette stark abschwächen und gilt auch als
sehr wirksam. Auch dieses Medikament ist
rezeptpflichtig und die Einnahme muss ständig von
einem Arzt kontrolliert werden. Aber auch bei
diesem Wirkstoff gibt es einige Nebenwirkungen,
wie Übelkeit, Erbrechen, Kopfschmerzen oder
Albträume und Geschmacksstörungen. Aber auch
depressive Verstimmungen können Folgen von
Vareniclin sein.

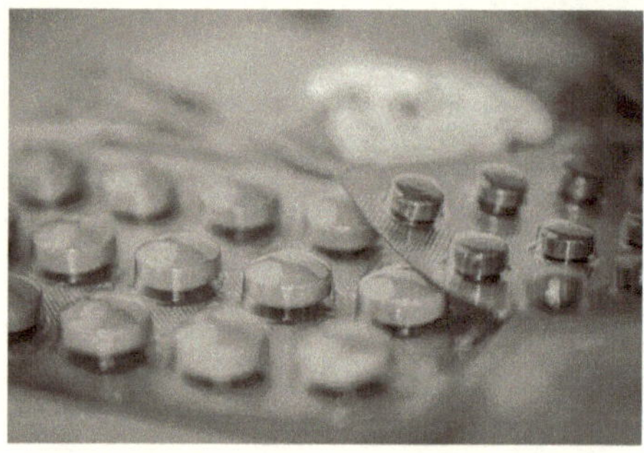

Hypnose:

Auch Hypnose hat schon einigen Rauchern geholfen, das Qualmen aufzugeben.

Hypnosen sollen gewisse lebensverändernde Zustände des Bewusstseins erreichen, um das Aufhören zu erleichtern. Es gibt dazu auch einige Erfahrungsberichte, die von recht positiven Ergebnissen berichten. Was aber die wissenschaftliche Wirksamkeit betrifft, so teilen sich die Geister. Es gibt sowohl Studien die einen positiven Einfluss auf den Rauchstopp belegen, als auch Studien die das eben wiederlegen. Egal wie man dazu steht, man sollte eine therapeutische Hypnose jedenfalls bei einem klinisch ausgebildeten Hypnotiseur durchführen lassen, um nicht Opfer von Scharlatanen zu werden.

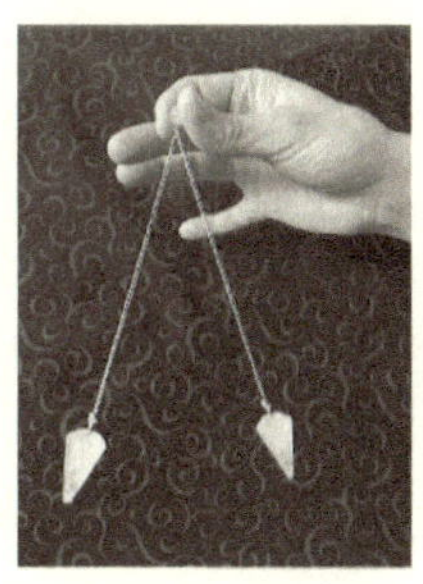

<u>Akupunktur:</u>

Auch die traditionelle chinesische Akupunktur, bei der durch Nadelstiche verschiedene Selbstheilungskräfte angeregt werden, kann bei einer Rauchentwöhnung wirksam sein. Man ist sich jedoch nicht ganz sicher, ob es sich dabei nicht um einen Placeboeffekt handelt.

Egal also welcher Typ von Raucher Sie sind, es gibt zahlreiche Alternativen und Angebote, das Rauchen aufzugeben. Welche Methode aber wirklich dabei hilft, hängt natürlich ganz von Ihnen persönlich ab. Wichtig ist dabei aber, es zu wollen und dabei auch selbst aktiv zu werden. Denn auch wenn es Medikamente und Nikotinersatzpräparate gibt, helfen diese auch nur in Maßen, wenn Sie nicht zusätzlich handeln.

Sehen Sie sich Ihr Rauchmuster also genau an und
schauen Sie, wie Sie es am besten verändern
können.

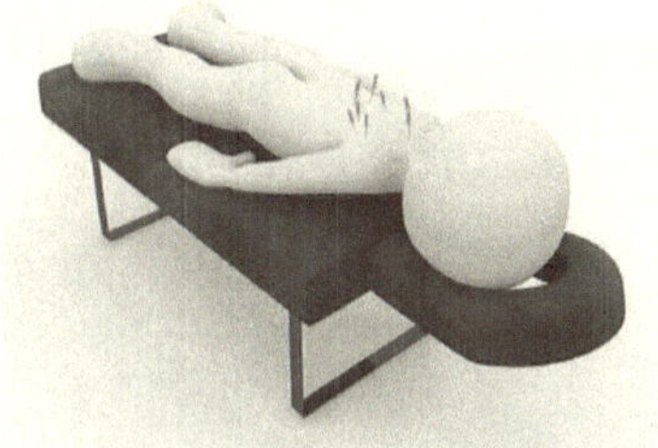

<u>Tipps und Tricks,</u>

<u>das Rauchen zu beenden</u>

Das Rauchen zu beenden ist bekanntlich ja keine leichte Sache und auch wenn Sie bereits eine der Methoden zum Aufhören gewählt haben, können ein paar zusätzlich Tipps und Tricks sicher nicht schaden.

Ausschlaggebend für eine erfolgreiche Rauchentwöhnung ist, wie bereits erwähnt, der eigene Wille. Nur wer wirklich die Umstellung auf ein rauchfreies Leben will, wird Erfolg haben. Aber der Wille alleine reicht leider noch nicht ganz aus. Ein weiterer wichtiger Faktor ist auch Ihre Motivation. Sie brauchen einen guten Grund oder ein Ziel, dass sie motiviert, ihr Vorhaben durchzuziehen. Überlegen Sie sich also gut, was Ihnen Kraft und Stärke gibt bzw. was Sie antreibt, bestimmte Dinge zu erledigen und zu schaffen.

Es gibt auch genügend Vorteile, die ein rauchfreies Leben mit sich bringen. Ihre Gesundheit verbessert sich, Sie sparen Geld und auch die Wohnung oder die Kleidung stinken nicht mehr nach dem penetranten Qualm. Schreiben Sie sich diese Vorteile auf oder sagen sie sich immer wieder vor. Eine positive Einstellung ist dafür unbedingt nötig. Versuchen Sie außerdem, sich genussvoll aber gesund zu ernähren. Treiben Sie auch etwas Sport an der frischen Luft und entspannen Sie sich so gut wie möglich. Sie werden alle Kräfte für Ihr Entwöhnungsvorhaben brauchen.

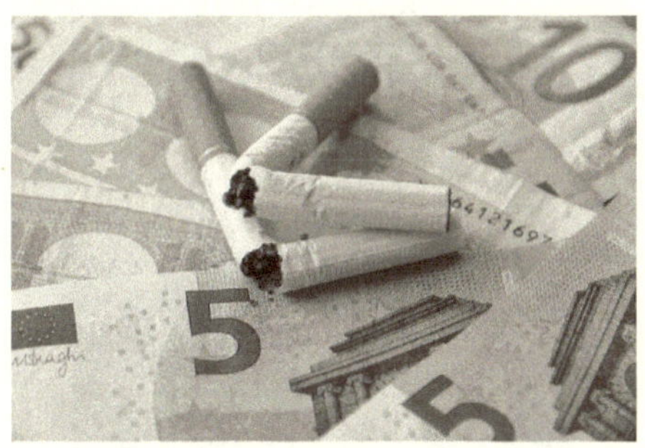

Versuchen Sie außerdem Stress zu vermeiden, um Ihre Motivation aufrecht zu erhalten. Denn wenn Sie gerne Zigaretten als Entspannung in stressigen Phasen geraucht haben, bilden sie die größte Falle, wieder rückfällig zu werden. Versuchen Sie also, sofern es möglich ist, Ihren Rauchstopp in eine möglichst wenig stressige Zeit zu legen.

Ein sehr hilfreicher Tipp, der ohnehin fast unumgänglich ist, ist eine Verabschiedung von Ihrer Sucht. Entfernen Sie alles, was Sie an das Rauchen erinnert. Nicht nur Aschenbecher und Zigarettenschachteln sollten verschwinden, sondern auch Feuerzeuge oder einen Stuhl, auf dem Sie gern eine Zigarette geraucht haben. Zelebrieren Sie Ihre letzte Zigarette und verabschieden Sie sich von Ihr.

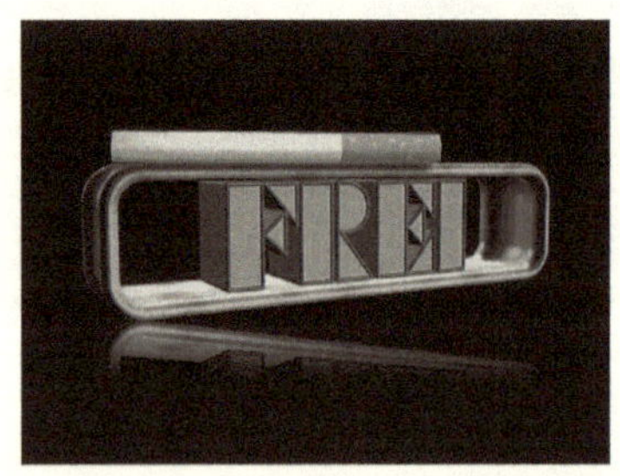

Ein weiterer guter Trick, um die Entwöhnung zu erleichtern ist Bewegung. Körperliche Betätigung hilft Ihnen, Ihr Gewicht zu halten oder hält die zugelegten Pfunde zumindest in überschaubaren Grenzen. Bereits in Studien wurde festgehalten, dass Bewegung auch das Verlangen nach einer Zigarette hemmt. Daher hilft ausreichende Bewegung auch, Entzugserscheinungen abzumildern. Sie müssen aber dabei nicht unbedingt Leistungssportler werden.

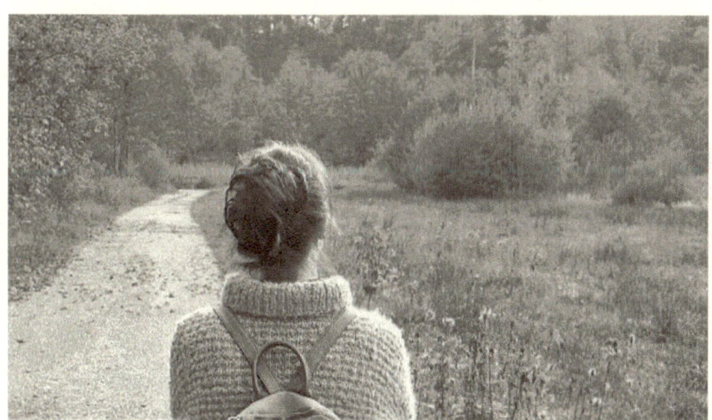

Meistens reicht ein Spaziergang an der frischen Luft schon aus, um das Verlangen zu dämpfen. Aber auch alltägliche Aktivitäten können Sie zum Beispiel unterstützen. Nehmen Sie doch statt dem Lift die Treppe oder für kurze Strecken öfter das Fahrrad. Sport und Bewegung hemmen aber nicht nur Ihr Verlangen nach einer Zigarette und wirken einer Gewichtszunahme entgegen, sondern streicheln auch die Seele. Denn während körperlicher Tätigkeiten schütten wir das Glückshormon Endorphin aus und fühlen uns damit wohler und besser in unserer Haut.

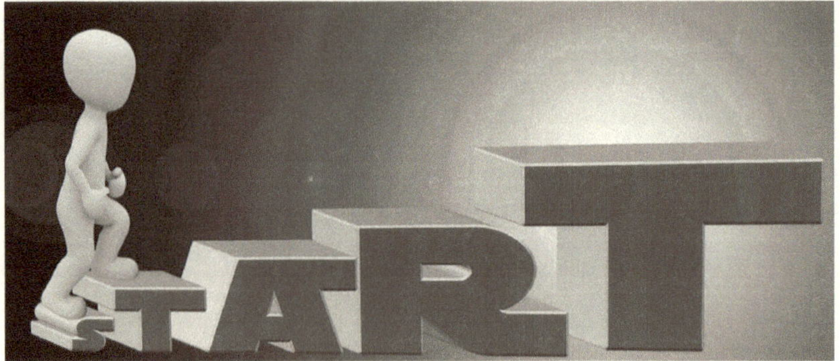

Auch die Ernährung spielt beim Rauchstopp eine wesentliche Rolle, um erfolgreich Nichtraucher zu werden. Denn tatsächlich nehmen viele Raucher nach dem Aufhören zwischen zwei und vier Kilogramm zu. Das liegt vor allem daran, dass sich ehemalige Raucher gerne einen Ersatz für die Zigaretten suchen und das ist meistens das Essen. Mund und Hände sind wie beim Rauchen beschäftigt, aber leider greift man da oft zu zuckerhaltigen und fettreichen Lebensmitteln, wie Schokolade. Deshalb sollten Sie schon vor der Abstinenz Ihre Ernährungsgewohnheiten prüfen.

Versuchen Sie aber nicht gleichzeitig das Rauchen
aufzuhören und abzunehmen, denn zwei Ziele auf
einmal erreichen zu wollen, ist sehr anstrengend
und könnte Sie bei einem Misserfolg nur frustrieren.
Wenn Sie sich aber schon vorher mit einem
eventuellen Gewichtszunahme und Ihrer Ernährung
auseinander setzen, stehen auch die Chancen gut,
eine gesunde Ernährung und keine
Gewichtszunahme zu erreichen.

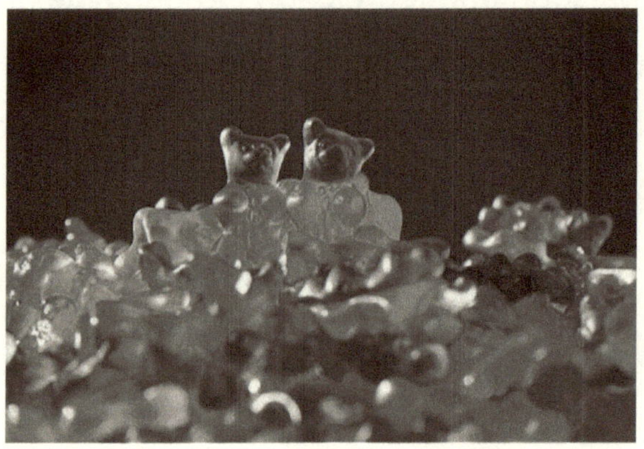

Außerdem gilt während Ihres Übergangs zum Nichtraucher: Verwöhnen und belohnen Sie sich! Das Rauchen aufgeben ist keine leichte Aufgabe, die so nebenbei läuft. Also seien Sie ruhig stolz auf die ganzen Tage, Monate und Jahre, die Sie ohne eine Zigarette verbracht haben. Sie könnten sich zum Beispiel das Geld, dass Sie normalerweise für eine Schachtel Zigaretten ausgegeben hätten, sparen und sich am Ende des Monats damit etwas Nettes kaufen. Vielleicht neue Kleidung oder ein neuer Haarschnitt. Das würde auch wunderbar zu Ihrem Neustart in ein rauchfreies Leben passen und unterstützt Ihr Selbstwertgefühl.

Wie Sie schon bald nach Ihrer letzten Zigarette merken werden, spüren Sie einen Rauchstopp auch im Portemonnaie. Ihren finanziellen Erfolg können Sie auch mittels App mit verfolgen. Es kann sehr motivierend sein, wenn Sie sich immer vor Augen führen, wie viel Geld Sie sich durch das Aufhören erspart haben und auch wenn Sie daran denken, wie viel davon Sie sich noch sparen werden.

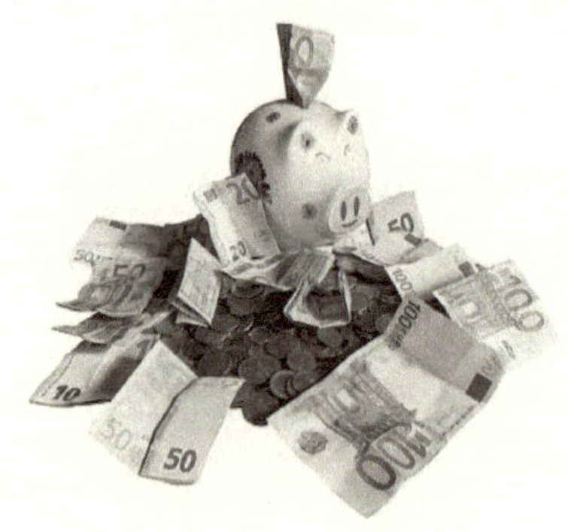

Gönnen Sie sich vor allem in der Anfangsphase ein paar kleinere Belohnungen zwischen durch, denn das fördert auch das Durchhaltevermögen. Und das werden Sie mit Sicherheit brauchen. Verwöhnen Sie sich also auch. Das funktioniert super zum Beispiel durch einen Saunabesuch oder eine Shoppingtour. Sie können auch Ihre Wohnung umräumen oder den Garten auf Vordermann bringen. Gehen Sie auch mal ins Kino oder Theater oder verbringen Sie einen netten Abend mit Freunden oder Familie.

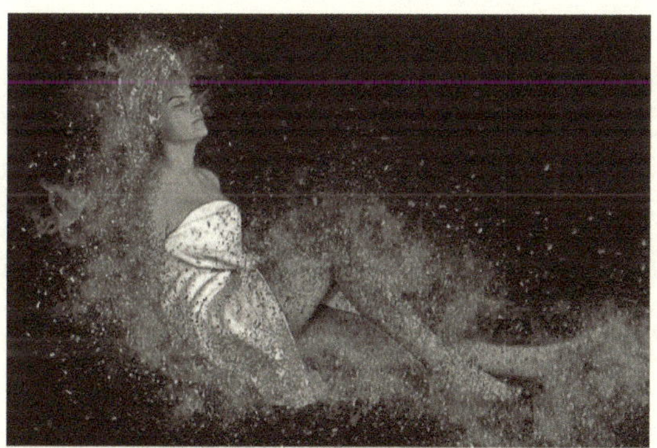

Für die besonders ehrgeizigen unter Ihnen, ist es auch hilfreich, Wetten abzuschließen. Im besten Fall weiß Ihr Umfeld über Ihr Vorhaben Bescheid und unterstützt Sie nach Möglichkeit. Außerdem können Ihre Mitmenschen dann mehr Rücksicht auf Sie nehmen und auch der Druck, das Ganze durchzuziehen, wird höher. Wetten können Sie dabei noch mehr anspornen, das Nichtrauchen durchzuhalten.

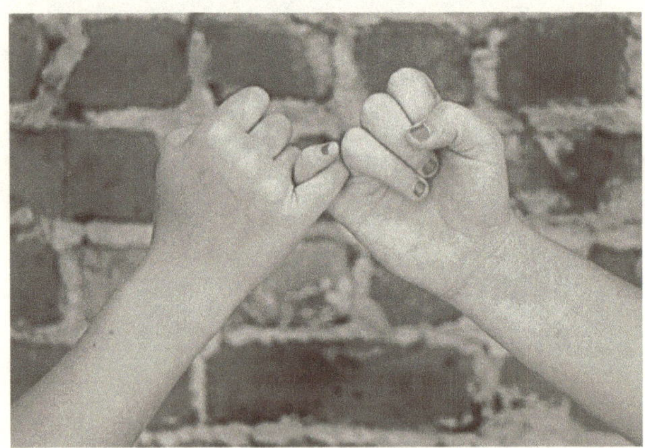

Ihre Mitmenschen sind ohnehin ein wichtiger Faktor
während Ihres Entwöhnungsprogramms, in erster
Linie die Rauchenden. Sie müssen jetzt keineswegs
alle Kontakte, die Sie mit Rauchern pflegen, sofort
abbrechen, aber ein gewisser Abstand könnte da
schon sehr hilfreich sein. Sie sollen Ihre
Rauchroutine durchbrechen und dazu gehört auch,
dass Sie sich nicht mehr in Raucherbereichen
aufhalten oder mit den Kollegen raus „eine rauchen"
zu gehen. Aber auch die Nichtrauchenden können
eine Hilfe sein. Jammern Sie bei guten Freunden
ruhig etwas rum.

Es hilft Ihnen mit Sicherheit darüber zu reden, wie anstrengend es ist, nicht mehr zu Rauchen. Am besten können Sie das mit jemandem, der auch vor kurzem erst aufgehört hat oder gerade dabei ist. Zusammen ist einfach vieles leichter zu bewältigen.

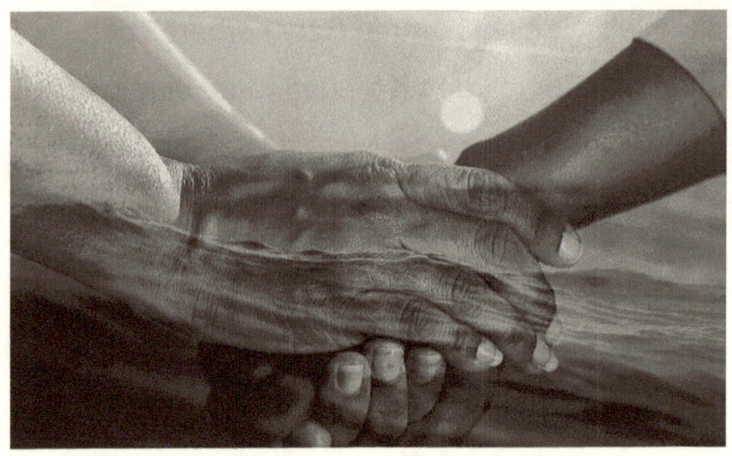

Rückfälle oder ein großes Verlangen nach einer Zigarette sind etwas ganz Normales. Wichtig ist nur, dass Sie sich nicht davon aufhalten lassen, trotzdem Nichtraucher zu werden. Es gibt auch ein paar Tipps, wenn das Verlangen einfach zu groß wird.

Am besten haben Sie immer ein paar gesunde Snacks zur Hand, wie zum Beispiel Nüsse, Obst oder Kaugummis. Das können Sie sich schnell in den Mund schieben und beschäftigt Ihre Hände auch noch dazu. So können Sie vorübergehenden Gelüsten die Stirn bieten.

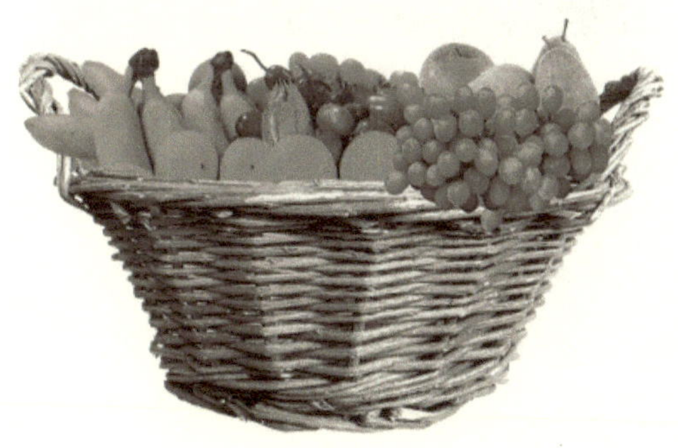

Machen Sie sich auch bewusst, dass dieses momentane Verlangen nicht ewig halten wird, ganz im Gegenteil, die Lust darauf sollte bald schon wieder verschwinden. Am besten halten Sie sich mit den gesunden Snacks oder anderen Ablenkungen über Wasser. Sie könnten zum Beispiel eine kleine Runde drehen oder Entspannungsübungen machen. Beschäftigen Sie sich einfach mit etwas anderen und lenken Sie sich so gut es geht ab.

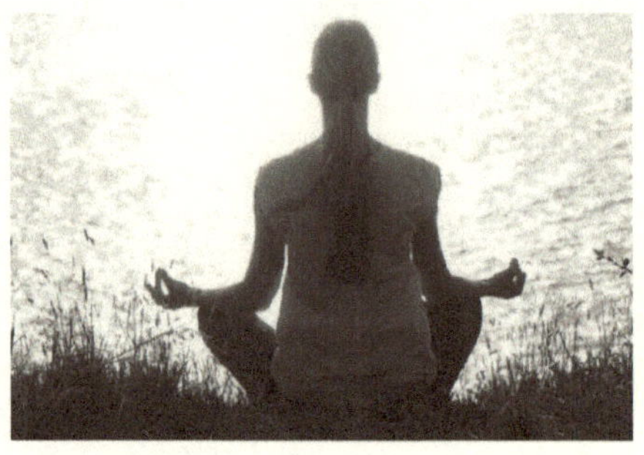

Außerdem sollten Sie kritischen Situationen und Orte so gut es geht meiden, um keinen verführerischen Rückfall zu erleiden. Zum Beispiel mit den Raucherkollegen nach der Mittagspause raus zu gehen und eine zu qualmen. Machen Sie sich lieber einmal auf, herauszufinden was Ihre anderen Kollegen in den Rauchpausen so treiben. Vermeiden Sie auch Bars, Restaurants oder andere Orte, wo Sie früher gerne geraucht haben. Versuchen Sie Ihren Freunden und Kollegen auch zu erklären, dass Sie derzeit noch Probleme haben, solche Orte aufzusuchen und sie es nicht persönlich nehmen sollen. Aber Sie müssen sich einfach aus einer rauchenden Umgebung etwas zurück ziehen, um erfolgreich zu sein.

Ein weiterer guter Tipp bei einem starken Rauchverlangen ist die Ablenkung. Bewegung und Sport sind dabei sehr effektive Maßnahmen. Welche Art der Bewegung spielt dabei keine große Rolle. Wichtig ist nur, dass Sie Ihnen Spaß macht. Denn es ist gewissermaßen bewiesen, dass jede Tätigkeit nur als gute Ablenkung dient, wenn Sie auch so viel Spaß dabei empfinden, wie früher beim Rauchen. Sie können natürlich auch andere Tätigkeiten dazu benutzen, wie zum Beispiel ein Telefonanruf oder ein neues Kochrezept ausprobieren.

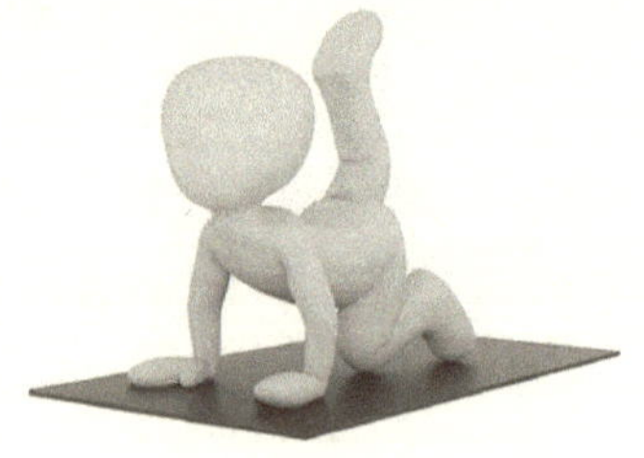

Sie sehen also, es gibt nicht nur sehr gute Gründe aufzuhören, sondern viele verschiedene Wege es durchzuführen. Egal ob Sie starker Raucher sind oder nur ein paar Zigaretten pro Tag rauchen, es lohnt sich! Nicht nur Ihre Gesundheit wird dadurch besser, sondern auch was Ihre Lebensqualität betrifft, bringt eine Umstellung viele Vorteile mit sich. Scheuen Sie sich also nicht davor, es zu versuchen und denken Sie nicht daran, dass Sie scheitern können. Auch wenn Sie einmal einen Rückfall erleiden und schwach werden, ist jeder Tag, den Sie ohne Zigarette verbracht haben es wert.

Es wird außerdem genug Leute in Ihrem Umfeld
geben, die Sie dabei gerne unterstützen. In diesem
Sinne alles nur erdenklich Gute für eine erfolgreiche
Umstellung auf ein rauchfreies Leben.

Ihr

M. Rock

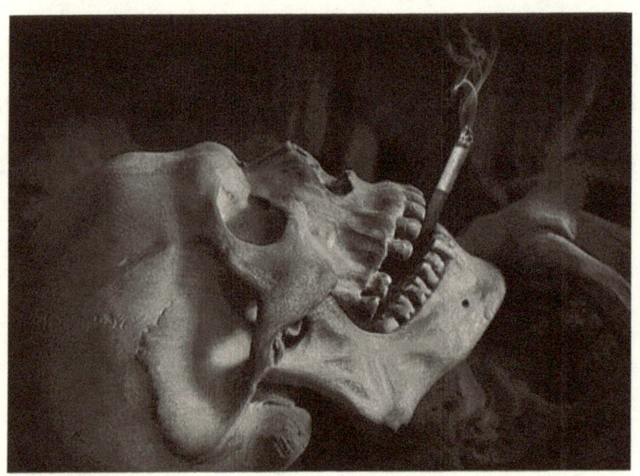

Quellen:

https://www.rauchfrei-werden.at/

https://www.rauchfrei-info.de/aufhoeren/vorteile-des-rauchstopps/

http://www.nicht-rauchen-kann.at

http://www.bewusst-rauchfrei.info/

https://www.netdoktor.de/rauchen/rauchstopp-zehn-tipps-zum-aufhoeren-392.html

Wie waren die Informationen?

Solltest Du Gefallen an meinem Buch gefunden haben, wäre ich Dir sehr dankbar für Deine Bewertung. Um eine Bewertung zu hinterlassen,

klicke einfach hier = http://amzn.to/2DAQ5dz

und bewerte das Buch mit einigen kurzen Sätzen.

Das dauert nicht länger als 2 Minuten.

Schreibe, was Dir ganz besonders gut gefallen hat und natürlich auch (konstruktiv), solltest Du etwas vermisst haben. Ich lese wirklich jede Bewertung und jedes persönliche Feedback (*info@rdw-traders-club.de*). Das hilft mir dabei, meine Bücher

stetig zu verbessern und den persönlichen Kontakt
mit meinen Lesern zu intensivieren.

 Auf meiner Facebook Seite, in unserer
geschlossenen Gruppe, lade ich Sie gerne ein das
wir verschieden aktuelle Erlebnisse Diskutieren
können und jeder für sich bewerten kann.

Weil meist gibt es nicht nur eine Wahrheit.
https://www.facebook.com/m.rockit/

Besuche mich auf Homepage:

http://www.rdw-traders-club.de/BUeCHER-VON-
RDW

Wenn Du über Aktion und Angebote informiert
werden möchtest,
Trage Dich bei unserem Newsletter-dienst ein,
versprochen kein Spam.

http://www.rdw-traders-
club.de/epages/80159646.sf/de_DE/?ObjectPath=/S
hops/80159646&ViewAction=ViewNewsletterVielen
herzlichen

Dank für Deine Unterstützung.

M. Rock

Rechtliches

Für Fragen und Anregungen:
info@rdw-traders-club.de

BUCHTITEL

Rauchfrei- RAUCHEN IST DER SICHERSTE WEG
IN DEN TOD

Aus der Serie KURZ UND KNAPP

Auflage,1   JAHR 2018
© by M Rock
Herausgeber dieses Buches ist
VERLAG: Rock die Wellen Traders Club
ADRESSE: An der Brenzbahn 6

PLZ, 89073 **ORT**, ULM

Ansprechpartner Rose, Marcus

Steueridentifikation: USt-IdNr.: DE306394148

Herunterladen z.B. in den Arbeitsspeicher, das Smoothing, die Komprimierung in ein anderes Format und Ähnliches stellen unter anderem eine urheberrechtlich relevante Vervielfältigung dar. Verstöße gegen den urheberrechtlichen Schutz sowie jegliche Bearbeitung der hier erwähnten schöpferischen Elemente sind nur mit ausdrücklicher vorheriger Zustimmung des Autors zulässig. Zuwiderhandlungen werden unter anderem strafrechtlich verfolgt!

Lektorat & Korrektorat: RDW – Traders CLUB

Cover: Germancreative

ISBN-13: 978-1973336846

Mein Facebook Seite

https://www.facebook.com/m.rockit/

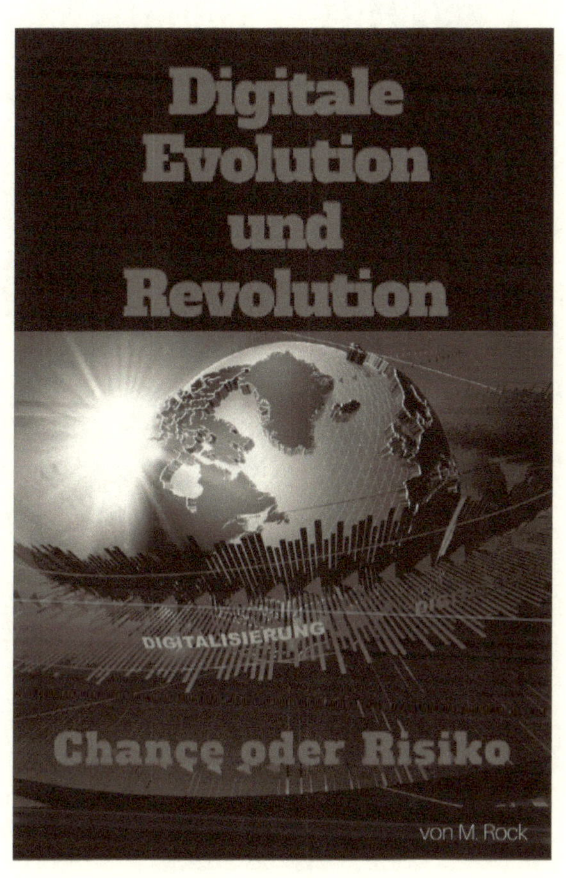

MEHR HIER: DIGITALE EVOLUTION UND REVOLUTION

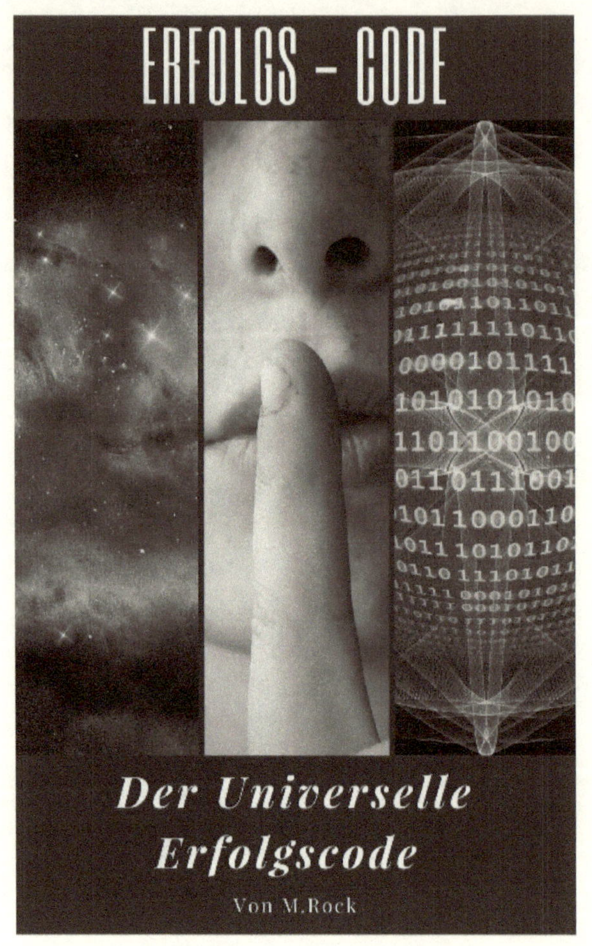

Mehr Hier: Der Universelle Erfolgscode

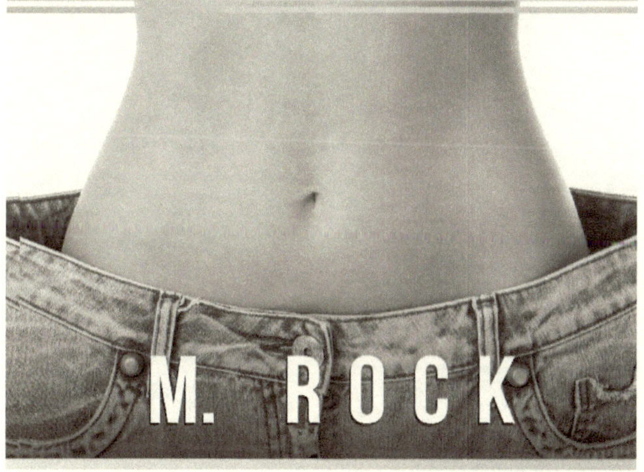

Mehr Hier: EINFACH SCHLANLK

9 781973 336846